DE LA

VALEUR « HYDROTHÉRAPIQUE » DU BAIN DE SIÈGE FROID

PAR LES

Drs CAULET et MACREZ

Tous les traitements par l'eau froide ne sont pas des traitements hydrothérapiques. En hydriatrie, un usage courant réserve ce nom aux seuls traitements dont les pratiques ont pour effet de provoquer dans l'économie un ensemble de modifications aboutissant, — non pendant l'application de l'eau, mais par la suite — à un abaissement de la chaleur du corps.

Telle quelle, l'hydrothérapie se caractérise par la « réaction », c'est-à-dire par l'accélération de la circulation périphérique qui est le facteur essentiel de cette chute de la température centrale.

Mais, au lieu de caractériser la médication par la « réaction » qui manque parfois, on peut aussi bien la définir par « l'action » qui commande et détermine cette « réaction », et dire que l'hydrothérapie est le traitement dans lequel l'impression frigorifique (*action*) est assez intense pour amener par voie réflexe, avec le frisson, l'ischémie de tout le réseau capillaire — point de départ de la dilatation vaso-motrice et de l'hypérémie périphérique (*réaction*).

On le peut d'autant mieux que la réaction n'est pas toujours et nécessairement le temps utile de l'application et qu'en bien des cas (névroses pures, par exemple), c'est surtout l'action proprement dite, c'est-à-dire la perturbation nerveuse par l'impression frigorifique que la thérapeutique recherche.

En définitive, l'hydrothérapie suppose une notable intensité de l'impression frigorifique initiale, — intensité qu'on réalise soit par l'étendue de l'application, si celle-ci est générale — soit par une température plus basse de l'eau, — par la projection d'une masse plus considérable, de cette eau en un temps donné, — ou encore par une durée plus longue de l'application, si celle-ci est localisée.

On sait que certaines applications locales sont d'excellents agents hydrothérapiques, telle, par exemple, la douche froide sur les pieds (1) qui amène si facilement la réaction avec une chute de température de 5 à 6 dixièmes de degré, c'est-à-dire égale à celle qui suit habituellement la douche générale.

Nous nous sommes demandé quelle était à cet égard la valeur du bain de siège froid et si l'on pouvait compter sur lui pour réaliser la médication. A cet effet nous avons examiné un certain nombre de sujets avant et après l'immersion, nous attachant à saisir les phénomènes réactionnels : sensation de bien-être, de chaleur, et constatant la marche de la température centrale.

Bien que l'eau employée fut assez froide (7 à 12° C.) nos patients étaient le plus souvent dans des conditions peu favorables à l'établissement de la réaction, simplement séchés par essuyage local, ne bénéficiant pas des frictions

---

(1) CAULET. De la douche froide sur les pieds et de ses usages. *Bulletin de Thérapeutique*, t. CVIII, 1885, p. 256.

générales qui sont pour ainsi dire de règle après la douche froide, et restant à la suite dans une immobilité relative à l'appartement ou aux thermes, au lieu de se livrer à la promenade.

Nous avons ainsi observé que la réaction ne se manifeste pas après un bain de siège de deux à trois minutes, que quelques sujets la présentent très nettement et avec une chute de température de trois à quatre dixièmes de degré, après un bain de cinq minutes, mais que le plus grand nombre ne réagissent qu'après une durée sensiblement plus longue de l'immersion : dix, douze, quinze minutes et plus.

En principe, on peut admettre que presque tous réagissent ou parviennent à réagir par l'application méthodique du traitement, avec un bain de siège froid de quinze à vingt minutes. Enfin, dans bien des cas, l'observation montre que l'intensité de la réaction croît avec la durée du bain, contrairement à ce qui se passe d'habitude avec les douches générales et qu'on peut alors le prolonger utilement jusqu'à trente minutes et plus (1).

Le bain de siège froid est donc un agent puissant de la médication hydrothérapique et il mérite d'être employé à ce titre. La facilité de son application à la portée de tous et la sûreté avec laquelle il amène la réaction, sans qu'il soit indispensable de faire de l'exercice à la suite, le rendent précieux dans le traitement des malades peu aisés ou très occupés, auxquels il évite les dépenses de temps et d'argent

---

(1) La chute de la température centrale pendant la réaction ne paraît pas ici moindre qu'après la douche générale et l'immersion ; dans 55 cas en effet, nous l'avons trouvée inférieure à un demi-degré, trente-cinq fois comprise entre un demi et un degré, quinze fois ; et supérieure à u degré, cinq fois.

qu'entraine la visite à un établissement. Mais, en outre, il a des actions propres et des indications médicales qui, dans bien des cas, peuvent le faire préférer à d'autres procédés.

Avant de l'étudier à ce point de vue et de le comparer aux pratiques plus couramment suivies de la douche générale et de l'immersion, il pourra n'être pas inutile et sans opportunité de rappeler quelques notions bien établies.

Remarquons d'abord que le bain de siège froid — de même que le bain froid — n'est pas caractérisé par une température définie. Nombre de sujets grelottent dans de l'eau à 33° et 34°, tandis que d'autres trouvent chaud un bain de 30°, 28° et même bien au-dessous. La condition thermique de l'eau ne fournit donc pas la base d'une distinction entre les diverses sortes de bains, c'est par les effets produits sur l'économie que les bains chauds, tempérés ou froids se distinguent les uns des autres, mais la distinction est si nette, si facilement appréciable que l'esprit le plus exigeant ne peut souhaiter une meilleure définition.

a) Le bain froid est caractérisé par la qualité spécifique de la sensation dite de froid, par le frisson initial, par la brusque contraction du réseau capillaire, et, par suite, par le maintien de la température centrale *qui ne baisse pas*.

b) Le bain tempéré se définit par la sensation de fraîcheur, fraîcheur agréable n'amenant pas le frisson, laissant donc persister la circulation périphérique, et par la diminution de la chaleur centrale du corps, qu'il produit en quelques minutes *et dans tous les cas*.

c) Au bain chaud correspondent la sensation de chaleur, l'hypérémie des réseaux vasculaires et l'accroissement de la température du corps.

Avec cette détermination des bains par des « constantes », sensations spéciales, — on peut dire spécifiques, — état de la circulation périphérique, marche de la température centrale, pas d'équivoque possible.

Donc, le bain de siège froid se caractérise par la sensation de froid, un certain degré de frisson, l'ischémie générale. Quand on le prescrit, il n'y a pas à penser à indiquer une température au patient.

Répétons-le (1), — car il faut avoir le courage de la vérité, — étant donné une température, on ne sait jamais quel bain lui correspondra.

Soit de l'eau à 20° et un fébricitant qu'il s'agit de rafraîchir. Dans un cas, le bain sera froid : le malade y grelotte, criant, pouvant à peine respirer, le visage contracté. Dans un autre, le bain sera tempéré, le sujet trouvant l'eau bonne, tiède et y accusant un bien-être inexprimable.

Or, dans le premier bain, si prolongée que soit l'immersion, la température ne baissera pas. Et comment s'abaisserait-elle ? d'un côté la principale source de refroidissement est considérablement amoindrie, puisque, d'après les expériences de Winternitz, la contraction des vaisseaux cutanés peut diminuer de 90 p. 100 l'émission de la chaleur; d'un autre côté les tissus sont si mauvais conducteurs que sur le vivant comme sur le cadavre, les cautérisations actuelles les plus prolongées ne produisent aucune variation sur le thermomètre placé à deux pouces de profondeur. C'est seulement à la suite du bain et par le fait de la réaction, alors que le sang se porte en masse et vient se rafraîchir à la périphérie que la sédation se produit.

Pour l'obtenir, il suffira donc de laisser le malade quelques secondes, une, deux minutes au plus, dans l'eau, et de faire

---

(1) CAULET. Discussion sur l'Hydrothérapie, *Annales d'Hydrologie médicale*, 1887, t. XXXII, p. 130.

le nécessaire pour assurer la réaction. Il faudra bien se garder d'imiter la pratique de Brand qui maintient le patient vingt minutes dans l'eau. On l'exposerait aux congestions viscérales et aux autres accidents si justement reprochés à la méthode.

Chez le second malade, au contraire, pour qui ce bain à 20° est un bain tempéré, c'est-à-dire tempérant, c'est pendant l'immersion et pas après que la chaleur du corps baisse, un bain de quelques instants serait sans effet ; il faut donc en prolonger la durée qui peut très bien être de vingt, trente minutes et plus.

Ces différences d'action s'observent également chez les gens bien portants. Ainsi, aux bains de rivière, on sait que nombre de sujets restent des heures entières dans l'eau sans se refroidir, tandis que d'autres perdent si vite leur chaleur qu'ils tombent en collapsus.

Dans une étude du bain tempéré lue à la Société d'hydrologie en 1883, l'un de nous a élucidé la physiologie de cet accident (1).

Les sujets en question, ne percevant aucune sensation de froid, ne présentent pas l'ischémie périphérique réflexe qui chez les autres protège l'économie contre tout refroidissement. On comprend dès lors que, dans un milieu d'aussi basse température, la déperdition de calorique devienne assez considérable pour que le collapsus s'ensuive.

Que ces sujets aient ou non le sens thermique perverti, il est certain que, pour eux, le bain de rivière est un bain tempéré. En effet, ils trouvent l'eau bonne, agréable, tiède et leur visage coloré, épanoui, tranche avec la pâleur rela-

---

(1) CAULET. Recherches physiologiques et thérapeutiques sur le bain tempéré. *Bulletin de Thérapeutique.* 1883, t. CIV, p. 145, 206.

tive et l'aspect plus ou moins grippé des autres baigneurs, circonstance bien connue dans les écoles de natation et qui les signale à là surveillance des maîtres nageurs.

. . . .

Si l'on ignore quel bain correspond à une température donnée, on ne sait pas davantage quelle température il faut indiquer pour obtenir tel ou tel bain déterminé (froid, tempéré ou chaud).

Le médecin qui prescrit des bains de siège froids, à fins hydrothérapiques, fera donc bien d'expliquer à son malade à quoi on reconnaît qu'un bain est froid : sensation spécifique, frissonnement, chair de poule, etc... ou tout au moins de vérifier lui-même au cours du traitement la nature du bain appliqué. Faute de cette précaution, il arrivera quelquefois en toute saison, et en été assez souvent, que ses patients ne prendront que des bains frais, tièdes, c'est-à-dire tempérés. Dans bien des circonstances, en effet, l'eau commune qui sert aux usages domestiques a une température trop élevée pour fournir un bain de siège froid. Lorsqu'il en est ainsi, il faut absolument ou se procurer une eau plus fraîche (eau de puits, eau refroidie par la glace), ou renoncer, pour le moment, à réaliser la médication par le bain de siège.

Nous pouvons maintenant comparer le bain de siège froid à la douche générale et opposer leurs effets respectifs. Le contraste est frappant.

Examinons un patient sous la douche. Tout d'abord il pousse, ou étouffe un cri ; une contraction générale le saisit et l'immobilise, suspendant la respiration, il manque d'air, il étouffe ; le cœur se précipite, puis s'arrête comme tétanisé, et en effet le pouls devient filiforme, incomptable et disparaît. Et il en est ainsi **pendant** quelques secondes... mais bientôt les muscles se déraidissent, le pouls reparaît et se relève, la respiration reprend, haletante ; alors surviennent de violents frissons qui secouent le sujet de la tête aux pieds, la face se grippe et pâlit, la peau change de coloration et cet état persiste, avec une angoisse ou un malaise indescriptible jusqu'à la fin de la douche... à moins que ne s'opère ce qu'on appelle la réaction sous l'eau qui amène un peu de détente... Ce petit drame a duré douze à quinze secondes.

Rien de pareil avec le bain de siège... Au moment de l'immersion, le patient ressent nettement l'impression frigorifique, mais si froide que soit l'eau, c'est tout au plus si on remarque quelques inspirations brèves et saccadées, un léger frisson, de la chair de poule ; et c'est tout, pas de modification de la fréquence ni des caractères du pouls (1).

Après l'application, les phénomènes ne sont pas moins différents.

Avec le bain de siège froid, pas de ces réactions soudaines violentes, tumultueuses, que l'on constate parfois après la douche générale et qu'on est obligé de prévenir et de modérer par l'immersion dans la piscine.

La réaction, c'est-à-dire le retour du sang à la périphérie se fait lentement, doucement, sans entraîner d'autres phénomènes que la sensation de chaleur et de bien-être... et, pour peu que le sujet soit habitué au traitement, elle s'établit et persiste malgré le repos relatif qu'il garde au logis.

Elle s'établit donc spontanément (2) et persiste ! Il importe

---

(1) La tension artérielle, mesurée au sphygmomanomètre de Riva-Rocci, ne varie pas ; et dans nos quelques expériences nous avons trouvé identiques, superposables les tracés sphygmographiques obtenus avant, pendant et après le bain.

(2) Quand elle s'établit ! Car tout arrive ; et l'on voit parfois ici, comme après la douche, la réaction manquer chez des sujets qui, d'habitude, réagissent régulièrement. Dans ces cas, la température centrale reste stationnaire après le bain ou s'élève légèrement.

de le remarquer, car il en va différemment avec la douche
générale. On sait qu'ici, dans les meilleures conditions,
douche opportune, bien donnée, habitude du traitement,
l'établissement et le maintien de la réaction dépendent le plus
souvent de l'exercice que fait ensuite le patient. Reste-t-il
immobile, le sang ne fait pas retour à la périphérie et ce
statu quo peut durer fort longtemps ; s'arrête-t-il trop tôt
dans sa promenade, avant que la réaction ne soit complète,
parachevée, l'ischémie générale reparaît, entraînant dans le
premier cas le maintien, dans le second, le retour de la sensation de malaise et de froid, de l'état de frisson, l'accélération du pouls et l'augmentation de la tension artérielle. C'est
là l'inconvénient et, dans bien des cas, le danger de la
douche générale... et ceux-ci sont si peu négligeables que
certains confrères, — spécialisés dans l'hydriatrie, — en sont
arrivés à bannir de leur pratique la douche générale froide,
pure, mode Fleury.

Nous ne poursuivrons pas ce parallèle ; aussi bien notre
but n'était-il pas de faire une étude complète du bain de
siège froid ; mais seulement de mettre en relief quelques
points de son histoire pouvant appuyer les conclusions sui-
vantes :

Le bain de siège froid est un agent puissant et commode
de la médication hydrothérapique, qu'il suffit à réaliser dans
la généralité des cas. S'il est inférieur à la grande douche,
lorsque le traitement recherche des effets perturbateurs, la
douceur et la sûreté de son action sur l'économie en font
un procédé de choix chez les malades faibles, impression-
nables, et lorsqu'il y a lieu de ménager des susceptibilités
organiques ou fonctionnelles de l'appareil cardio-vasculaire.

TABLE